AF363579

IMPRESSIONS DE LECTURE

Par le Dr MUNARET.

La syphilis de Fracastor. — Les odes d'Anacréon. — Les métamorphoses de la syphilis. — Épidémies et éphémérides de G. Baillou. — Traité du goître et du crétinisme. — Nouvelle monographie des sangsues médicinales. — Traité pratique et raisonné des plantes médicinales indigènes. — De la fièvre puerpérale devant l'académie impériale de médecine.

Il y a déjà trente-trois ans, — *anni fugaces...* — je m'étais lié d'amitié, étant au collége de Lyon, avec l'un de mes condisciples, esprit sémillant et cultivé, que « son astre, en naissant, avait formé poète » puisqu'il obtint une mention honorable aux jeux floraux, pour une *élégie sur Malfilâtre;* — heureux temps que celui-là !... — Mais il fallut nous séparer, l'œil humide, sous cette voute sombre du grand parloir, et suivre, chacun de notre côté, cette déesse sourde et muette, qu'on nomme la destinée...

J'avais perdu les traces mais non le souvenir de mon cher poète, lorsqu'en 1847, j'appris par la renommée aux cent journaux qu'il venait de publier une traduction en vers français du chef-d'œuvre de Jérôme Fracastor, la syphilis; — et bientôt après, le Dr Prosper Yvaren me faisait parvenir son premier volume, avec une ligne, à mon adresse, écrite sur le premier feuillet !— Je l'en remerciai avec une effusion, nuancée de sollicitude... Comment donc, me disais-je, risquer une comparaison avec l'illustre Barthélemy ! — et oser dire à une muse provinciale, *ibis in urbem*...c'est presque téméraire, enfin, lisons...

La comparaison fut toute en faveur de mon ami, et pour le littéral et même pour le littéraire des deux traductions ; d'abord, il est incontestable que les CHOSES médicales écrites en grec ou en latin, ne peuvent être mieux comprises et plus scientifiquement interprétées que par un médecin : les mots techniques ne sont pas dociles à la rime et nous pouvons périphraser, avec l'approbation de l'*alma facultas*.

L'auteur de NÉMÉSIS n'est pas expert en matière médicale et en séméiologie ; et tous ses alexandrins si harmonieusement cadencés ne lui vaudraient pas une boule blanche pour être admis officier de santé.

Le Dr Yvaren, — avec Jérôme Fracastor, — a partagé le très-rare mérite d'avoir élevé la barbare technologie de notre école à la hauteur du langage des Dieux ; — et si le célèbre médecin de Vérone a été « de tous les poètes latiniseurs modernes *facilè princeps* » comme l'a dit M. Peisse, il est juste d'ajouter que sa gloire qui commençait à pâlir, aux regards d'une génération distraite, sera désormais redevable à la médecine française, d'un traducteur élégant autant que fidèle, d'un commentateur assez érudit et judicieux pour dégager l'idée vraie, l'idée pratique, de l'enveloppe poussiéreuse de trois siècles, et nous l'offrir dans toute sa primitive et nette beauté.

Dans l'étude sur Fracastor, où se trouve l'appréciation de toutes ses œuvres et surtout de ses œuvres médicales, j'ai remarqué une petite omission bibliographique, celle d'une pièce de controverse intitulée : *Del crescimento del Nilo*, qu'on peut lire dans le premier volume des voyages maritimes de son illustre ami et compatriote, J.-B. Rhamusio.

Quelques années après, le docteur Yvaren fit imprimer à cent exemplaires seulement, une autre traduction, en vers, des odes d'Anacréon, avec le texte grec en regard. — Les connaisseurs la préfèrent à celle de M. de St-Victor ; pour moi, je ne sais qu'admirer, dans ma retraite, ces vers doux comme le miel que Bathyle mêlait au vin du tout aimable vieillard de Téos, et cette lecture tempère souvent les amertumes de ma vie réelle...

Il y aurait, ce me semble, une étude médicale à faire sur Anacréon, — ce *huitième* sage de la Grèce, — qui, par sa vie longue et heureuse, inspira ces deux meilleurs mots de la sagesse de Salomon : Bené vivere et lætari.

Que de préceptes insoucieusement effeuillés, dans ses odes, qu'un homme d'esprit et de science devrait recueillir, commenter et intercaler dans un traité d'hygiène de l'âme et du corps, à l'usage de notre jeunesse dorée et éreintée...

Je reviens au docteur Yvaren et à ses œuvres ; — après la poésie, vient la prose ; — c'est dans l'ordre des préséances, on sait qu'Esculape était fils d'Apollon.

Il s'agit, en effet, de deux ouvrages consacrés à la grave science de guérir ; le premier s'intitule : Les métamorphoses de la syphilis.

Sous ce titre vraiment pittoresque et qui, à lui seul, ferait la fortune d'un livre médiocre, l'auteur a bravement abordé les deux points les plus ardus et cependant les moins étudiés de la syphiliographie : savoir, le diagnostic des maladies que la *lues venerea* peut simuler ou compliquer et l'état latent de cette dernière maladie.

D'après Hufeland, il n'y a pas une seule affection chronique dont la vérole ne puisse revêtir les apparences (*textuel*). — Combien de praticiens, en France, se préoccupent de cette horrible complication, *homicida ab initio* (Joan. vii, 44) qui ne cesse, — comme l'a dit un illustre profane, — de veiller sur les sources de la vie pour les appauvrir et les souiller ? (1).

A l'exception de quelques spécialistes qui dressent les oreilles, quand un malade leur dénonce une exacerbation nocturne dans une douleur quelconque, nous ne traitons plus de maladies chroniques, nous nous en débarrassons *secundum artem*... et voilà la secrète et pas moins véritable raison de la vogue de nos piscines !... On dit que certaines eaux jouissent de la précieuse vertu d'obliger la syphilis à trahir son *incognito* ; c'est une éprouvette pour nos aspirants de l'hymen ; et je finirai par croire, — Hippocrate me pardonne, — que la vertu susdite va se propager, grâce aux progrès de l'analyse plus ou moins chimique, du prospectus thermal, et de la catégorie aurisonnante des malades par peur...

C'est au milieu de ces circonstances malsaines qu'apparut l'ouvrage de M. Yvaren, ombre de Banco !

A mon ami, tous les honneurs de l'initiative ; mais voici ce que

(1) De Maistre. *Soirées de St-Pétersbourg*, t. 1, p. 55.

j'écrivais en 1840. — « Si j'en avais le temps , je vous tracerais le tableau de toutes les innocentes victimes qui apportent en naissant le honteux stigmate du péché de leurs parents , souffrent sans remède, parce que le médecin de la maison n'ose pas soupçonner une syphilis dégénérée , et finissent par mourir rachitiques , teigneux , scrofuleux ou bossus. — J'ose soupçonner qu'à la ville , sur six pères de famille , il y en a quatre qui pourraient se reprocher d'avoir ainsi empoisonné leurs femmes et leurs enfants,— tout ce qu'ils ont de plus cher au monde, —parce qu'ils croient avoir été bien *guéris….* Un jour vient qu'ils se plaignent de douleurs considérées comme *goutteuses , rhumatismales* ou *nerveuses* , et qui , après avoir été infructueusement traitées par les moyens ordinaires , cesseront comme par enchantement à un traitement antisyphilitique » (1).

Dans son volumineux travail , fruit de longues et arides recherches , l'auteur des *Métamorphoses de la syphilis* a groupé et décrit avec une remarquable sagacité cent vingt-cinq cas de syphilis larvée. — Dans ce nombre , soixante-sept fois l'origine vérolique a été méconnue et trente-un autres cas n'auraient été soumis qu'à un traitement irrégulier et incomplet.

Et nunc intelligite MEDICI.

L'état latent de la syphilis, — autre cause générale et incessante de la dégénération physique de l'agrégat humain; — « c'est toujours un point de jugement pratique des plus délicats de connaître — a dit un célèbre et un entendu, Swédiaur , — si la vérole est radicalement guérie. »

Là-dessus , le docteur Yvaren a écrit des pages d'une vérité formidable... que tous les médecins les lisent ; — que le gouvernement les remarque — il en est temps, s'il veut remplir les cadres du contingent militaire.

A quels signes reconnaître les *métamorphoses de la syphilis ?* — Quelles sont enfin les ressources de notre art pour arracher le masque dont elles se couvrent ? — Autant de questions, autant de réponses faites, — et *publiées* pour la première fois, — par l'habile spécialiste d'Avignon.

Tout en se circonscrivant dans les limites du diagnostic, il a som-

(1) *Du Médecin des villes et du médecin de campagne*, p. 101.

mairement abordé le traitement et la prophylaxie ; — il insiste ,
avec grande raison , sur un régime sévère, sur la réduction de la
maladie par famine , *cura famis* , afin que le spécifique , — le mer-
cure, — réussisse.

Au régime , dit-il , est inhérente la double faculté d'agir sur le
mal et sur les remèdes ; il atténue les qualités nuisibles de l'un et
DÉCUPLE les forces curatives des autres.

Prenez note de ce MAGISTRAL conseil, — guérisseurs de pacotille,
qui vous achalandez, en passant à vos dupes le vin, le café et le
reste...

Pour anéantir ce grand destructeur, — cette *mort chronique*
de l'humanité , — il faudrait surtout faire , ce qui a été pratiqué
pour la lèpre et le choléra , établir des léproseries, des bureaux de
secours, des dispensaires spécialement destinés au traitement des
maladies vénériennes, partout où le danger se révèlerait. — « Dans
« la seconde ville de France, dit-il, le docteur Munaret a pris l'ini-
« tiative de pareilles fondations : Lyon lui doit un dispensaire con-
« sacré au traitement des indigents atteints de syphilis. L'ouvrier
« pauvre est sûr de trouver là un remède à ses maux , et mieux en-
« core, des personnes charitables, dont l'assistance éloigne de lui
« les horreurs de la misère , dont la voix sympathique relève son
« moral , et dont l'intervention ramène souvent dans le foyer do-
« mestique l'ordre , le calme et la confiance qui s'en étaient exilés.
« Le mal disparu, le souvenir des bienfaits reçus et des bons con-
« seils donnés reste ; il devient l'utile sauvegarde qui s'opposera au
« retour d'une contagion nouvelle, plus efficacement que ne le fai-
« saient jadis les menaces du fouet et de la hart , et mieux que ne
« le fait l'anathème qui pèse encore sur les vérolés de notre époque.
« — Qu'au lieu d'un seul établissement de ce genre, il y en ait
« mille en France, et bientôt, comme la lèpre, la syphilis en sera
« chassée. »

Dans son rapport à l'Académie de médecine, M. Gibert a dit : « Le
travail consciencieux et aussi complet qu'il peut l'être en ce mo-
ment de M. Prosper Yvaren , sur un sujet à peine ébauché jusqu'ici
dans les traités les plus récents sur la matière, est un écrit tout à
fait *hors ligne*, etc. — Cet éloge si justement mérité, et qui aurait
suffi à plus d'un paresseux de mérite, pour s'endormir dessus ,
comme sur le *mol chevet* d'une réputation faite, semble avoir dou-

blé le talent de notre confrère, pour nous faire assister à d'autres *métamorphoses...*

Le voici, il revient de Paris, nous apportant son quatrième volume : *Epidémies et éphémérides* de Baillou, avec une introduction et des notes (1).

Guillaume Baillou !... c'est un de nos demi-dieux, — chapeau bas, *Messieurs,* il a sa chapelle au temple d'Epidaure ; — et le docteur Yvaren sera son digne prophète.

Il n'y avait que les *forts* pour mettre le nez dans ce latin du XVIe siècle ; dorénavant, tous, nous pourrons le lire, le comprendre et tenir au service de notre pratique journalière, celle de ce grand observateur, le chef et pour ainsi dire le PARRAIN de la restauration hippocratique, en France.

Il faut se familiariser avec les livres des anciens hommes, disait Galien ; — et d'après un avis aussi sage, le traducteur de G. Baillou dédie l'œuvre commune à son cher fils, et lui adresse les pages qui servent d'introduction, « afin, lui dit-il, que tu puisses, à défaut de ma voix, trouver dans cet écrit un tableau fidèle qui te fasse connaître l'excellence et le but de notre art, les joies et les amertumes de notre profession, l'étendue enfin des devoirs qu'elle t'imposerait envers toi-même et envers la société. »

Cette introduction est, d'un bout à l'autre, un vrai petit chef-d'œuvre d'atticisme et de philosophie professionnelle ; — Vicq-d'Azyr ou Pariset aurait pu la signer...

A votre tour, cher et vénérable confrère de Meironnes ; —j'ai bien pris mon temps pour lire votre TRAITÉ DU GOITRE ET DU CRÉTINISME, et apprécier, en invoquant mes souvenirs de la montagne, les rapports VRAIS qui existent entre ces deux affections.

Selon vous, — le goitre est le *père* du crétinisme ; — et pour la démonstration de cette pathogénie nouvelle qui dément tout ce que l'on a dit et écrit à ce sujet, depuis Félix Platner ; vous avez eu la persévérance de colliger des faits, d'observer des familles, de remonter à la généalogie de ces pauvres crétins, au milieu desquels vous vivez, vous pratiquez votre art, depuis plus de trente ans !

Ce n'est pas tout, après l'observation, le raisonnement, et vous

(1) Chez Savy, libraire à Lyon.

avez dit : Il m'est démontré, à présent, que l'hypertrophie du corps thyroïde, ou le goitre , exerce une influence sur la circulation cérébrale, la respiration , l'hématose et l'innervation ; d'où je déduis la production du crétinisme ou de la dégénérescence de l'organisme humain, à divers degrés, quand cette influence se prolonge pendant plusieurs générations.

Le traitement du goitre , d'après le vieux praticien des Alpes , autant hygiénique que thérapeutique , très-simple et très-commode et depuis longtemps expérimenté par lui, guérit individuellement, mais n'aboutira à détruire le fléau endémique, — et par conséquent à prévenir le crétinisme , — qu'autant qu'il sera rendu obligatoire pour toutes les familles goitreuses et gratuitement offert par l'État, comme la vaccination, en y annexant des mesures administratives et judiciaires , dont je n'ose pas garantir l'entière compatibilité avec la liberté de chacun.

Et puis, qui assurera contre les rechutes, après une première guérison, si les individus continuent à vivre dans les mêmes vallées brumeuses, privées d'air et de soleil, — à boire les mêmes eaux *surtout*, — avec la même alimentation , insuffisante aux besoins de la vie ?...

Quoi qu'il advienne, — ô *missionnaire de charité* et de progrès, — votre livre n'est pas un roman, mais une véritable histoire , un portrait de famille, — *ad vivum* — du goitre et de sa progéniture hideuse...

L'art , plus fidèlement renseigné par vos recherches , guérira le goitre ; mais pour l'extinction radicale du crétinisme , il devra s'adjoindre deux éminents confrères, — le temps et la civilisation...

J'ai connu un médecin qui ne pouvant pas parler , à cause d'une affection laryngienne, écrivait pour son usage personnel ; celui-là , je ne le nommerai pas, était un affreux égoïste... Un autre , — c'est le docteur Ebrard , — écrit aussi , mais son mutisme profite à la science et à l'humanité.

Hygiéniste et philanthrope, il a déjà rédigé, d'une plume facile , plusieurs charmants petits volumes de l'école *Massé* , à l'usage de tout le monde, je ne sais plus combien de mémoires académiques, puisqu'il est *médaillé de S^t concours*... (lisez *cinq*).

Son dernier ouvrage est une NOUVELLE MONOGRAPHIE DES SANGSUES.

— beau volume , ma foi , et splendidement illustré de 101 figures , d'après nature, dont 76 coloriées.

Est-il possible de composer une *nouveauté* en France , où, seulement depuis un demi-siècle , on a imprimé 102 ouvrages , gros ou petits, sur les hirudinées ?

J'ose répondre par un — oui, — en lettres capitales.

Notre Bénédictin de la Bresse a employé huit années à étudier ce qui avait été écrit ; — à observer la physionomie et les mœurs de la sangsue ; — à essayer comparativement les méthodes de multiplication , en captivité , d'éducation , de conservation ; — à classer plus méthodiquement ses nombreuses races et ses variétés ; — à la préserver de ses ennemis ; — à éloigner les circonstances nuisibles à ses cocons ; — à refaire sa nosologie ; — et enfin à l'anatomiser , à disserter sur son commerce et sur sa législation.

C'est un but d'utilité publique qui a soutenu le docteur Ebrard, dans le cours de toutes ses investigations et de ses coûteuses expériences ; — un succès de bon aloi l'en a récompensé : d'après un *consensus unus* de la presse française et étrangère , sa Monographie des sangsues propres au service médical , est la plus COMPLÈTE et la plus EXACTE.

La Société royale de médecine de Marseille avait proposé un prix sur la question suivante : *Des ressources que la Flore médicale indigène présente aux médecins de campagne.* — Ce ne fut pas un danseur, comme dit Beaumarchais, mais un modeste praticien de village qui l'obtint ; son mémoire a grossi, en pages, et grandi , en réputation : la seconde édition vient de paraître , avec ce titre : TRAITÉ PRATIQUE ET RAISONNÉ DES PLANTES MÉDICINALES INDIGÈNES , par le Dr Cazin.

Les ressources de notre *flore* sont incalculables et providentiellement précieuses à la médecine rurale , — la médecine à bon marché. — Au début de ma pratique , j'en fis l'heureux essai et depuis, j'ai toujours préféré, aux médicaments exotiques, l'emploi des plantes, mes voisines, mes compatriotes.

La botanique , dit Fontenelle , dans l'éloge de Tournefort , ne serait qu'une simple curiosité, si elle ne se rapportait à la médecine ; et quand on veut qu'elle soit utile , c'est la botanique de son pays qu'il faut étudier. — Je me demande encore pourquoi mes confrères de campagne négligent une médication si naturelle et surtout si bienvenue par le paysan, le fidèle ami des *simples*. — Est-ce ignorance, dédain ou calcul ? —Quoi qu'il en soit, j'ai remercié M. Cazin d'avoir donné à son zèle et à ses vastes connaissances en thérapeutique végétale, une direction aussi opportune. — Son ouvrage, en nous révélant tous les trésors de la flore des champs et en facilitant le choix et l'usage de la plante salutaire, est appelé à rendre de nombreux services au pauvre malade comme au pauvre médecin ; — le premier ne pouvant pas acheter des remèdes chers, et le second ne pouvant pas les donner, parce qu'il les achète...

Il est à remarquer, par le bibliographe, que les praticiens qui ont le temps et la volonté d'écrire, croient sérieusement ajouter un grain de sable à la fameuse *pyramide* de Bacon... — Leur style est sobre, sincère, peu soucieux de sa toilette mais toujours *propre*, — grammaticalement parlant. — Le titre, à leurs œuvres, est encore une vérité, tant qu'ils peuvent s'affranchir du courtage parisien, ce ver rongeur de notre littérature médicale. — Comme thème de leurs études, l'utile passe avant l'agréable ; le pratique avant le doctrinal ; la fantaisie agite vainement ses ailes diaprées ; la nouveauté est consignée à la porte de leur cabinet ; — mais *sub sole medico*, il n'y a rien d'absolument nouveau, comme rien d'absolument vieux.

La fièvre puerpérale, par exemple, connue et décrite par Hippocrate, n'est-elle pas vieille *comme le premier enfant ?* — Eh bien, par cas fortuit, elle s'est glissée, cette année-ci, dans l'enceinte officielle de la rue des Saints Pères, et à la barbe des Athéniens de Paris, elle a joué le rôle d'une *Célimène*... Cette comédie académique a duré quatre mois et son dénouement a été un immense scandale, *et sui* EAM *non receperunt*...

Pour mon compte, je ne m'en plains guère ; si nos *essentialistes* et nos *localisateurs* ne m'ont rien appris sur cette maladie, — aussi ancienne et toujours nouvelle, — cela m'a valu de connaitre une très-piquante brochure du docteur Ed. Auber : De la fièvre puerpérale devant l'Académie de médecine et des principes du vitalisme hippocratique appliqués à la solution de cette question ; ce titre est un peu long mais catégorique.

Notre spirituel polémiste est à son poste : je l'y attendais... Est-ce

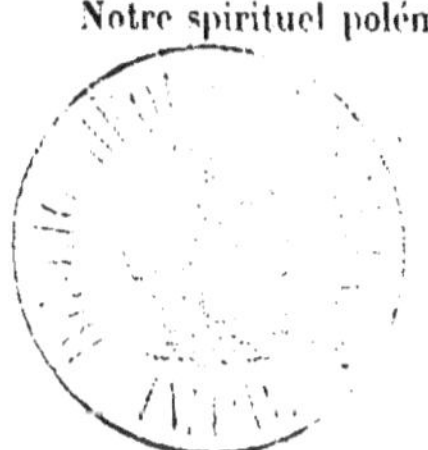

qu'il ne s'est pas fait un devoir, depuis qu'il est le disciple bien aimé du vieillard de Cos, de propager et de défendre les principes fixes et inviolables de la médecine traditionnelle, du *vitalisme*, en un mot ? — et l'Académie de médecine aurait-elle dévoilé « toutes les hésitations, toute l'incohérence des esprits en matière de pathologie générale » comme l'a écrit M. Amédée Latour, si elle avait un caractère scientifique, une opinion à elle, un peu de foi, une unité doctrinale ?..

Ah ! mes maîtres, j'aurais bien voulu l'honneur de votre assistance, hier, au lit d'une nouvelle accouchée. — Je questionnais sa garde : Le lait coule-t-il toujours et aussi abondamment ?—Oui, Monsieur. — Et les lochies ? — Presque rien... mais vous savez mieux que moi, docteur, que lorsque le lait coule tout par *en haut*, il ne doit rien rester pour *l'en bas*.... Enfin, pourvu qu'il s'en aille, il ne se *mêlera pas au sang* et ça nous évitera des *dépôts*.

Cette bonne femme, mes maîtres, aurait pu vous rallier à l'opinion de toute la médecine ancienne, qui attribue la fièvre puerpérale « à la suppression du lait ou des lochies, et au transport de ces *humeurs* sur le ventre, sur le cerveau ou sur la poitrine. » (Hippocrate).

Cette fièvre est éliminatrice, comme toutes les autres fièvres (*febris est naturæ instrumentum*) et les localisations inflammatoires qu'elle provoque, préférablement dans les organes tiraillés, gorgés de sang, meurtris, — *exposés*, selon John Hunter et J. Guérin, — par la grossesse ou par l'accouchement, ne doivent être interprétées que comme autant de réactions locales qui tendent à la guérison de la femme ;—faisons donc de la médecine de symptômes, *quò vergit natura, eo ducendum*, et recommandons surtout, avant, pendant et après, l'allaitement maternel ou la succion du sein.

Telle est ma croyance, mes maîtres. Quelle a été, en résumé, la vôtre ? —Je l'ai cherchée pour mon instruction ; j'ai suivi ce long et trop retentissant débat, entre treize orateurs, « Matadores les mieux informés des premières cliniques du monde, » — et.... mais le docteur Auber osera et dira mieux que moi : « On a parlé de tout excepté de la fièvre puerpérale ! les uns ont cru la voir où elle n'est pas, les autres n'ont pas voulu la reconnaître là où elle est. Ce n'était qu'élucubrations vertigineuses, engagements excentriques, impatiences puériles, et puis rien.... »

O quando difficile est curare morbos ! ô quando difficilius eosdem cognoscere. — Fallunt vel peritissimos ac ipsos medicinæ principes.

Ces désespérantes paroles de Baglivi ont été commentées, dans la brochure en question, avec une verve trop railleuse, mais savamment inspirée.

L'histoire rapporte que le célèbre Rouelle arrivait à son amphithéâtre, en bel habit, perruque en tête et chapeau sous le bras ; il commençait poliment, bientôt il s'animait un peu et jetait son chapeau ; puis il s'échauffait davantage et jetait sa perruque, puis sa veste, puis sa cravate....

M. Auber me rappelle le démonstrateur de chimie au jardin des plantes ; — il *s'anime un peu..*, trop, en écrivant ; — il *s'échauffe davantage* dans une discussion imprimée et *jette bas...* (comment dire ?) son *bel habit* littéraire, tout brodé de style le plus pur, tout pailleté avec ces fines délicatesses de l'esprit, qui ont fait sa réputation, comme écrivain.

Une récompense honnête à quiconque me rapportera ce *bel habit*, — s'il n'est pas trop à mon avantage, — dans le cas où le docteur Auber ne profiterait pas de cette admonition toute amicale.

(*Extrait de la* Gazette médicale de Lyon.)

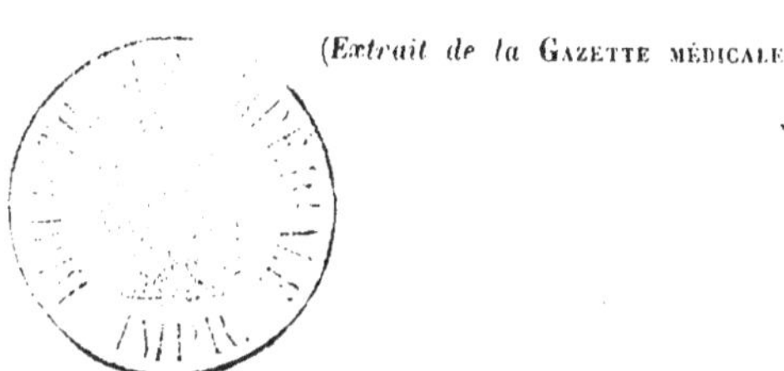

Lyon.—Imprimerie d'Aimé VINGTRINIER, quai St-Antoine, 36.